HEILEN MIT DER NATUR

Naturheilkunde einfach erklärt

Philipp Frühwirth

INHALT

EINFÜHRUNG IN DIE NATURHEILKUNDE

Die Naturheilkunde ist eine alternative Heilungsform, die auf der Vorstellung basiert, dass der Körper eine einzigartige Fähigkeit zur Selbstheilung hat. Sie setzt auf natürliche Heilverfahren, in denen der Fokus auf die Ursachen von Krankheiten gelegt wird und nicht nur die Symptome bekämpft werden.

Die Naturheilkunde ist auch als alternative Medizin bekannt, da sie sich von der klassischen Schulmedizin unterscheidet. Die Naturheilkunde basiert auf der Überzeugung, dass unser Körper in der Lage ist, sich selbst zu heilen. Die Naturheilkunde sieht den Menschen als Ganzes und betrachtet die körperlichen und seelischen Aspekte gleichermaßen. Die Naturheilkunde betrachtet den Körper und die Seele als Einheit, und jeder Teil beeinflusst den anderen.

Die Naturheilkunde arbeitet mit natürlichen Heilmethoden, wie zum Beispiel Pflanzenheilkunde, Akupunktur, Homöopathie und Bachblüten-Therapie. Diese Methoden machen sich die natürlichen Ressourcen, wie beispielsweise Kräuter oder Mineralien, zu Nutze.

Ein weiterer wichtiger Bestandteil der Naturheilkunde ist die Ernährung. Die richtige Ernährung ist ein wichtiger Faktor, um den Körper gesund zu halten. Durch eine gesunde Ernährung mit viel Obst und Gemüse, lässt sich der Körper von innen heraus stärken und somit Krankheiten vorbeugen.

Das Ziel der Naturheilkunde ist es, den Körper mit natürlichen Heilverfahren zu unterstützen und ihm somit die Kraft zu geben, Krankheiten selbst zu bekämpfen. Der Therapeut oder

Heilpraktiker nimmt sich Zeit für den Patienten und hört sich seine Beschwerden und Sorgen an. Anhand einer umfassenden Anamnese versucht er, die Ursache der Krankheit herauszufinden.

Wie bei jeder medizinischen Heilungsmethode gibt es auch bei der Naturheilkunde Risiken und Nebenwirkungen. Bei manchen Erkrankungen kann sie ihre Wirkung entfalten, bei anderen ist eine klassische schulmedizinische Behandlung notwendig. Eine Zusammenarbeit zwischen Schulmedizin und Naturheilkunde kann in manchen Fällen den größten Nutzen für den Patienten bringen.

Zusammenfassend lässt sich sagen, dass die Naturheilkunde eine alternative Heilungsmethode ist, die sich darauf konzentriert, den Körper mit natürlichen Heilverfahren zu unterstützen. Ziel ist es, den Körper in seinem natürlichen Heilprozess zu stärken und damit die Selbstheilungskräfte zu aktivieren. Natürliche Heilmethoden wie die Pflanzenheilkunde, Akupunktur und Homöopathie sind fester Bestandteil der Naturheilkunde, ebenso wie eine gesunde Ernährung und eine ganzheitliche Diagnose des Patienten. Die Naturheilkunde kann in vielen Fällen eine sinnvolle Alternative zur Schulmedizin darstellen.

HEILPFLANZEN UND
IHRE ANWENDUNG

Heilpflanzen gehören zu den ältesten Heilmitteln der Menschheit. Schon die alten Ägypter und Griechen nutzten Kräuter und Pflanzen zur Behandlung von Krankheiten. Auch heute noch werden zahlreiche pflanzliche Arzneimittel in der Medizin eingesetzt. In der Naturheilkunde sind Heilpflanzen ein wichtiger Bestandteil der Therapie.

Heilpflanzen enthalten Wirkstoffe, die auf verschiedene Weise auf den Körper wirken können. So gibt es zum Beispiel Pflanzen, die antibakterielle oder entzündungshemmende Wirkstoffe enthalten. Andere Pflanzen können Schmerzen lindern oder beruhigend auf das Nervensystem wirken. Heilpflanzen können auf unterschiedliche Weise angewendet werden. Man kann sie zum Beispiel als Tee zubereiten, als Tinktur einnehmen oder äußerlich anwenden.

Eine der bekanntesten Heilpflanzen ist die Kamille. Sie enthält ätherische Öle und Flavonoide, die entzündungshemmend und beruhigend wirken können. Kamillentee kann bei Magen-Darm-Beschwerden, Erkältungen und Entzündungen im Mund- und Rachenraum eingesetzt werden. Auch als äußerliche Anwendung bei Hautproblemen wie Neurodermitis oder Ekzemen kann Kamillentee Linderung verschaffen.

Eine weitere Heilpflanze ist die Ringelblume. Sie enthält ätherische Öle, Flavonoide und Carotinoide, die entzündungshemmend und wundheilungsfördernd wirken können. Ringelblumensalbe eignet sich daher besonders gut zur Behandlung von Hautverletzungen wie Schürfwunden oder Verbrennungen. Auch bei Entzündungen der Mundschleimhaut oder bei Pilzerkrankungen kann sie eingesetzt werden.

Die Schafgarbe ist eine Heilpflanze, die unter anderem Schmerzen lindern und eine krampflösende Wirkung haben kann. Sie enthält ätherische Öle, Flavonoide und Bitterstoffe. Schafgarbentee kann bei Regelschmerzen eingesetzt werden und auch bei Verdauungsbeschwerden kann er helfen. Äußerlich angewendet kann Schafgarbensalbe bei Muskel- oder Gelenkschmerzen Linderung verschaffen.

Es gibt noch unzählige weitere Heilpflanzen, die in der Naturheilkunde eingesetzt werden können. Bevor man jedoch Heilpflanzen anwendet, sollte man sich genügend über ihre Wirkung und Anwendung informieren. Insbesondere bei einer Einnahme in Form von Tee oder als Tinktur sollte man sich an die empfohlene Dosierung halten. Im Zweifelsfall sollte man sich von einem Naturheilkunde-Experten beraten lassen.

Heilpflanzen können eine schonende Alternative zu synthetischen Arzneimitteln sein. Sie haben oft weniger Nebenwirkungen und können bei vielen Beschwerden Linderung verschaffen. Allerdings sollten sie nicht als Ersatz für eine ärztliche Behandlung oder bei schwerwiegenden Erkrankungen eingesetzt werden. In solchen Fällen sollte man sich auf jeden Fall an einen Arzt oder Heilpraktiker wenden.

AKUPUNKTUR: THEORIE UND PRAXIS

Akupunktur ist eine traditionelle chinesische Medizin, die bis heute immer mehr Fans in der westlichen Medizin gefunden hat. Die Akupunktur ist eine Form der Therapie, bei welcher sehr feine Nadeln in die Haut eingeführt werden, um auf bestimmte Meridiane im Körper zu wirken. Meridiane sind Energiekanäle im Körper, auf denen sich Punkte befinden, die durch Akupunktur stimuliert werden können.

Akupunktur beruht auf der Theorie, dass die Gesundheit des Körpers von der Balance der Energie abhängt, die durch die Meridiane fließt. Diese Energie, die in der chinesischen Medizin als "Qi" bezeichnet wird, sollte gleichmäßig und harmonisch durch den Körper fließen, um das Gleichgewicht des Körpers aufrechtzuerhalten.

In der Akupunktur werden Nadeln an spezifischen Punkten auf den Meridianen platziert, um das Qi auszubalancieren. Jeder Punkt hat spezifische Wirkungen und ist für bestimmte Bedingungen und Krankheiten besonders wirksam.

Eine typische Akupunktursitzung dauert etwa eine Stunde. Vor der Behandlung wird der Patient von einem erfahrenen Akupunkteur untersucht, um die beste Behandlung für seine spezifischen Bedürfnisse zu ermitteln. Während der Behandlung liegt der Patient bequem auf einer Liege und die Nadeln werden in die ausgewählten Akupunkturpunkte injiziert. Diese Nadeln werden für 10-30 Minuten belassen und dann entfernt.

Obwohl es eine relativ schmerzlose Erfahrung ist, die meisten Menschen fühlen sich nur als leichte Berührung von Akupunkturnadeln, können einige Menschen ein warmes, schweres Gefühl rund um die Akupunkturstelle empfinden. Im Allgemeinen wird Akupunktur als eine sichere Alternative oder Ergänzung zu westlichen medizinischen Behandlungen angesehen. Es gibt jedoch einige Risiken, wie zum Beispiel kleine Blutergüsse oder Infektionen.

In der westlichen Medizin wurde die Akupunktur hauptsächlich bei der Schmerzlinderung eingesetzt. Es gibt jedoch viele andere Bedingungen, für die Akupunktur geeignet ist, darunter Depressionen, Schlafstörungen, Stress, allergische Rhinitis, Menstruationsbeschwerden und sogar Unfruchtbarkeit.

Mit der Zeit hat die Akupunktur als Teil der westlichen Therapie immer mehr Aufmerksamkeit gefunden. In der Tat ist es in vielen Ländern in der westlichen Welt nun eine allgemein akzeptierte Praxis. Der beste Weg, um möglicherweise von dieser Behandlung zu profitieren, ist sich von einem qualifizierten Akupunkteur untersuchen zu lassen und gemeinsam den besten Ansatz für Ihre spezifischen Bedürfnisse zu ermitteln.

YOGA UND MEDITATION FÜR DIE GESUNDHEIT

Yoga und Meditation sind altbewährte Praktiken aus dem östlichen Kulturkreis, die inzwischen auch im Westen immer mehr Beachtung finden. Manche Menschen praktizieren Yoga und Meditation wegen ihrer spirituellen Bedeutung, andere um physische und psychische Gesundheitsvorteile zu erlangen.

Yoga besteht aus einer Kombination von Körperhaltungen (Asanas), Atemübungen (Pranayama) und Meditationstechniken. Die Asanas werden auf eine bestimmte Art und Weise ausgeführt, um Körper und Geist in Einklang zu bringen und Stress abzubauen. Pranayama sind Atemübungen, die dabei helfen, den Geist zu beruhigen und das autonome Nervensystem zu stabilisieren. Meditation bezieht sich auf das gezielte Trainieren der Konzentration und die Entwicklung von Gelassenheit und Achtsamkeit.

Yoga kann helfen, den Körper zu dehnen und zu kräftigen, was zu einer besseren Körperhaltung und Flexibilität führt. Es kann auch Schmerzen lindern, insbesondere im Bereich des Rückens, und die Herz-Kreislauf-Gesundheit verbessern. Ein weiterer wichtiger Aspekt von Yoga ist seine positive Wirkung auf den Geist. Durch die Konzentration auf die Körperhaltungen und das Atmen können Gedanken und Emotionen beruhigt werden. Schließlich kann Yoga auch Stress abbauen, was zu einer insgesamt besseren Stimmung und einem gesteigerten Wohlbefinden führt.

Meditation wird oft mit Yoga assoziiert, kann aber auch unabhängig von jeder Yoga-Praxis praktiziert werden. Meditation bezieht sich auf eine Technik, die darauf abzielt, den Geist zu konzentrieren und den Fluss von Gedanken und Empfindungen zu beruhigen. Dies kann helfen, Stress zu reduzieren und zur Entspannung beizutragen. Langfristig kann Meditation auch dazu beitragen, Selbstbewusstsein und Selbstkenntnis zu verbessern.

Eine Vielzahl von wissenschaftlichen Studien hat gezeigt, dass Yoga und Meditation positive Auswirkungen auf die Gesundheit haben. Zum Beispiel wurde nachgewiesen, dass Yoga und Meditation bei der Behandlung von Depressionen und Angstzuständen helfen können. Insbesondere bei Menschen, die unter chronischem Stress leiden, kann Yoga und Meditation dazu beitragen, den Stress zu reduzieren und mentale Klarheit zu fördern.

Inzwischen finden Kurse für Yoga und Meditation in fast jeder Stadt statt. Wenn Sie Interesse haben, können Sie nach Kursen in Ihrer Nähe suchen und einen Versuch wagen. Aber auch zu Hause können Sie Yoga- und Meditationspraktiken durchführen, indem Sie Anleitungen auf Video oder in Büchern suchen.

Abschließend lässt sich sagen, dass Yoga und Meditation eine großartige Möglichkeit darstellen, Ihre körperliche, mentale und emotionale Gesundheit zu fördern und ein besserer Mensch zu werden. Probieren Sie es aus, Sie werden voraussichtlich schnell Verbesserungen bemerken!

HOMÖOPATHIE: EIN ÜBERBLICK

Die Homöopathie ist eine alternative Behandlungsmethode, die auf den Prinzipien von Ähnlichkeitsgesetz, Potenzierung und Ganzheitsprinzip basiert. Diese Form der Therapie wurde vom deutschen Arzt Samuel Hahnemann im späten 18. Jahrhundert entwickelt und hat seither Anhänger auf der ganzen Welt gefunden.

Die Grundlagen der Homöopathie

Das Ähnlichkeitsprinzip besagt, dass eine Krankheit mit einem Mittel behandelt werden sollte, das bei einem gesunden Menschen ähnliche Symptome hervorrufen würde wie die Krankheit bei einem Kranken. Diese Methode wird auch als Simile bezeichnet - von ähnlicher Natur. Die Homöopathie verwendet daher nur natürliche Substanzen wie Pflanzen, Tiere und Mineralien.

Das Prinzip der Potenzierung besagt, dass durch wiederholtes Verdünnen und Verschütteln des Arzneimittels seine Wirkung verstärkt wird. Die Zahlen auf homöopathischen Medikamenten beziehen sich auf die Anzahl der Verdünnungen und Verschüttelungen, die sie durchlaufen haben.

Das Ganzheitsprinzip besagt, dass die Behandlung eines Kranken als Ganzes betrachtet werden sollte, indem nicht nur die Symptome behandelt werden, sondern auch der individuelle Zustand des Patienten und seine Umstände berücksichtigt werden.

Anwendung der Homöopathie

Homöopathische Arzneimittel gibt es in verschiedenen Formen wie Globuli, Tropfen oder Tabletten. Die Wahl des Arzneimittels hängt von den Symptomen, dem Zustand des Patienten und anderen Faktoren ab. Ein Homöopath wird den Patienten daher gründlich untersuchen und seine Geschichte erfahren. Das Behandlungsziel ist es, das passende Mittel zu finden, das den Zustand des Patienten am besten behandelt.

Homöopathie wird oft bei chronischen Krankheiten wie Asthma, Allergien, Menstruationsbeschwerden und Migräne eingesetzt. Sie wird auch bei akuten Erkrankungen wie Erkältungen und Influenza angewendet.

Kritik und Forschung

Obwohl die Homöopathie eine lange Geschichte und viele Anhänger hat, gibt es auch Kritiker, die behaupten, dass die Wirkung der Homöopathie nur auf einem Placebo-Effekt beruht. Die Homöopathie hat sich jedoch als nützlich erwiesen und wird auch in der modernen Medizin zur Begleitung von Krebsbehandlungen und anderen Therapien eingesetzt.

Es gibt auch einige Forschungsstudien zur Wirksamkeit der Homöopathie, aber die Ergebnisse sind oft widersprüchlich. Einige Studien haben gezeigt, dass homöopathische Mittel wirksam sein könnten, während andere keine signifikanten Unterschiede zwischen der Homöopathie und einem Placebo fanden.

Fazit

Homöopathie ist eine alternative Behandlungsmethode, die auf den Prinzipien von Ähnlichkeitsgesetz, Potenzierung und Ganzheitsprinzip basiert. Die Wahl des homöopathischen Arzneimittels hängt von den Symptomen, dem Zustand des Patienten und anderen Faktoren ab. Obwohl die Homöopathie ihre Kritiker hat und ihre Wirksamkeit umstritten ist, haben viele Menschen von dieser Therapieform profitiert.

AROMATHERAPIE: DER DUFT DER GESUNDHEIT

Die Aromatherapie ist eine alternative Heilmethode, die auf der Verwendung von ätherischen Ölen von Pflanzen beruht. Ätherische Öle werden aus den Pflanzen durch Destillation oder durch Kaltpressung gewonnen. Die Aromatherapie ist seit Jahrtausenden bekannt und wird heute von vielen Menschen auf der ganzen Welt genutzt.

Ätherische Öle können auf verschiedene Arten verwendet werden, um die Stimmung und Gesundheit zu verbessern. Einige der gebräuchlichsten Anwendungsarten sind:

- Massage: Ein paar Tropfen ätherisches Öl werden in einen Träger wie Jojobaöl oder Mandelöl gegeben und auf die Haut aufgetragen. Massagen mit ätherischen Ölen können entspannend oder belebend wirken und Schmerzen lindern.

- Inhalation: Eine Möglichkeit, die wohltuende Wirkung von ätherischen Ölen zu nutzen, ist das Einatmen von Dampf. Ein paar Tropfen Öl werden zu heißem Wasser hinzugefügt und die Dämpfe werden eingeatmet. Diese Methode kann helfen, Erkältungen zu lindern, die Sinne zu beruhigen oder Energie zu spenden.

- Diffusion: Hier werden ätherische Öle in einem Diffusor verdampft und gleichmäßig im Raum verteilt. Diese Methode kann zur Reinigung der Luft und zur Verringerung von Stress und Angstzuständen beitragen.

Einige der häufigsten ätherischen Öle, die in der Aromatherapie verwendet werden, sind:

- Lavendel: Dieses Öl hat eine beruhigende, entspannende Wirkung und kann helfen, Angstzustände und Stress abzubauen.

- Pfefferminze: Dieses Öl kann bei Kopfschmerzen, Übelkeit und Erkältungen helfen, und es hat auch eine belebende Wirkung, die bei Erschöpfung und geistiger Müdigkeit helfen kann.

- Zitrone: Dieses Öl ist bekannt für seine reinigende Wirkung und kann auch bei Depressionen und Stress helfen.

- Eukalyptus: Dieses Öl wird oft zur Linderung von Atemwegserkrankungen wie Erkältungen, Husten und Asthma verwendet. Es hat auch antiseptische und entzündungshemmende Eigenschaften.

Es gibt viele weitere ätherische Öle, die in der Aromatherapie verwendet werden, aber es ist wichtig zu beachten, dass sie sehr konzentriert sind und daher vorsichtig verwendet werden sollten. Menschen, die schwanger sind oder bestimmte medizinische Bedingungen haben, sollten vor der Verwendung von ätherischen Ölen ihren Arzt konsultieren.

Zusammenfassend ist die Aromatherapie eine natürliche und vielseitige Alternative zur konventionellen Medizin. Die Verwendung von ätherischen Ölen kann dazu beitragen, die Stimmung zu verbessern, das Immunsystem zu stärken und körperliche Beschwerden zu lindern. Es ist jedoch wichtig, dass man sich vor der Verwendung von ätherischen Ölen auf ihre Wirkung und mögliche Nebenwirkungen informiert und sich beste Beratung bei ausgebildeten Aromatherapeuten einholt.

SCHÜSSLER-SALZE: DAS MINERALOGIE-KONZEPT

Die Schüssler-Salze sind eine natürliche Heilmethode, die auf dem Mineralogie-Konzept des Arztes Dr. Wilhelm Heinrich Schüssler beruht. Schüssler stellte die Theorie auf, dass Krankheiten auf einen Mangel an bestimmten Mineralstoffen im Körper zurückzuführen sind und erfand die Schüssler-Salze, um diesen Mineralstoffmangel auszugleichen. Die Schüssler-Salze sind homöopathisch aufbereitete Mineralstoffpräparate, die in der Regel als Tabletten eingenommen werden.

Es gibt insgesamt 12 verschiedene Schüssler-Salze, von denen jedes für einen bestimmten Mangel im Körper steht. Wenn ein Mangel an einem bestimmten Mineralstoff vorliegt, kann die Einnahme des entsprechenden Schüssler-Salzes dazu beitragen, den Mangel auszugleichen und somit die körpereigenen Heilungskräfte zu aktivieren.

Die Anwendung der Schüssler-Salze ist einfach und unkompliziert. Die Tabletten werden im Mund zergehen gelassen oder mit etwas Wasser eingenommen. Die Dosierung ist abhängig von der Schwere der Beschwerden und sollte am besten mit einem erfahrenen Therapeuten abgestimmt werden.

Die Schüssler-Salze eignen sich für eine Vielzahl von Beschwerden und Erkrankungen. Hier sind einige Beispiele:

- Schüssler-Salz Nr. 1 (Calcium Fluoratum) hilft bei Krampfadern, Bindegewebsschwäche und Zahnproblemen.
- Schüssler-Salz Nr. 3 (Ferrum Phosphoricum) ist ein wichtiger Helfer bei Entzündungen, Fieber und Erkältungen.
- Schüssler-Salz Nr. 7 (Magnesium Phosphoricum) ist

ein entspannendes Mittel bei Krämpfen, Schmerzen und Unruhezuständen.
- Schüssler-Salz Nr. 10 (Natrium Sulfuricum) wirkt entgiftend und hilft bei Verdauungsbeschwerden, Schmerzen und Hautproblemen.

Es ist wichtig zu beachten, dass die Schüssler-Salze keine Wundermittel sind. Sie können jedoch eine sinnvolle Ergänzung zur Schulmedizin darstellen und dazu beitragen, den Körper auf natürliche Weise zu heilen.

Wer sich näher mit den Schüssler-Salzen beschäftigen möchte, kann dies mit Hilfe von Fachliteratur und Kursen tun. Es gibt auch zahlreiche Heilpraktiker und Therapeuten, die sich auf die Anwendung der Schüssler-Salze spezialisiert haben und eine individuelle Beratung anbieten können.

NATURHEILKUNDE BEI ERKÄLTUNGEN UND GRIPPE

Erkältungen und Grippe sind sehr unangenehme Zustände, die uns oft für Wochen in ihrem Griff haben. Um diese Beschwerden zu lindern, greifen viele Menschen zu chemischen Medikamenten. Dabei gibt es eine Vielzahl von natürlichen Heilmitteln, die bei Erkältungen und Grippe helfen können. In diesem Kapitel werden einige dieser Mittel vorgestellt.

Ingwer ist eines der bekanntesten natürlichen Heilmittel bei Erkältungen und Grippe. Ingwerwurzel enthält Gingerol, das gegen Entzündungen wirkt und das Immunsystem stärkt. Ingwertee ist eine einfache Methode, Ingwer in die Ernährung aufzunehmen. Dazu wird einfach ein Stück Ingwerwurzel geschält, in dünne Scheiben geschnitten und mit kochendem Wasser übergossen.

Auch Hühnersuppe kann bei Erkältungen und Grippe helfen. In der Brühe von Hühnersuppe sind Aminosäuren enthalten, die gegen Entzündungen wirken, sowie Glukosamin, das dazu beitragen kann, dass das Immunsystem besser funktioniert.

Zink ist ein wichtiger Mineralstoff für ein gesundes Immunsystem. Studien haben gezeigt, dass die Einnahme von Zink bei den ersten Anzeichen von Erkältungen die Dauer und Schwere der Symptome reduzieren kann. Zink kann auf natürliche Weise durch Lebensmittel wie Nüsse, Samen und Hülsenfrüchte aufgenommen werden.

Auch Knoblauch kann bei Erkältungen und Grippe helfen. Knoblauch enthält Allicin, das antibakteriell und antiviral wirkt. Wissenschaftliche Untersuchungen haben gezeigt, dass die

Einnahme von Knoblauchextrakt die Dauer und Häufigkeit von Erkältungen reduzieren kann.

Eine weitere natürliche Methode zur Linderung von Erkältungen und Grippe ist die Verwendung von ätherischen Ölen. Teebaumöl und Eukalyptusöl können zur Verbesserung der Atemwege beitragen. Pfefferminzöl kann auch zur Linderung von Kopfschmerzen und Müdigkeit beitragen.

Neben diesen natürlichen Heilmitteln sollten Sie sich auch ausreichend ausruhen und Flüssigkeiten zu sich nehmen, um den Körper zu unterstützen. Auf Alkohol und koffeinhaltige Getränke sollte verzichtet werden, da sie dehydrierend wirken können.

Fazit: Naturheilkunde bietet eine Vielzahl von Heilmethoden, um Erkältungen und Grippe effektiv zu behandeln. Eine Kombination aus Ingwer, Hühnerbrühe, Zink, Knoblauch und ätherischen Ölen kann helfen, Symptome zu lindern und die Dauer der Erkrankung zu verkürzen. Stellen Sie sicher, dass Sie sich ausreichend ausruhen und genug Flüssigkeit zu sich nehmen, um den Körper zu unterstützen.

ERNÄHRUNG ALS SCHLÜSSEL ZUR GESUNDHEIT

Unsere Ernährung ist ein zentraler Bestandteil eines gesunden Lebensstils und spielt eine wichtige Rolle bei der naturheilkundlichen Therapie. Eine ausgewogene und abwechslungsreiche Ernährung kann dazu beitragen, dass wir uns gesund und vital fühlen und unser Immunsystem stärken. Im Gegensatz dazu können ungesunde Ernährungsgewohnheiten zu Mangelerscheinungen und gesundheitlichen Problemen führen.

In der Naturheilkunde wird viel Wert auf eine natürliche, unverarbeitete und ausgewogene Ernährung gelegt. Der Fokus liegt dabei auf einer Vielzahl an pflanzlichen Lebensmitteln wie Obst, Gemüse, Vollkornprodukten, Hülsenfrüchten, Nüssen und Samen. Diese liefern wichtige Vitamine, Mineralstoffe, Ballaststoffe und Antioxidantien, die unser Körper braucht, um gesund zu bleiben.

Außerdem wird in der Naturheilkunde stark auf die Qualität der Lebensmittel geachtet. Es sollten möglichst wenig verarbeitete Lebensmittel und stattdessen frische, saisonale und regional angebaute Lebensmittel bevorzugt werden. Bio-Lebensmittel ohne chemische Zusatzstoffe und Pestizide sind ebenfalls zu empfehlen.

Ein weiterer wichtiger Aspekt ist die richtige Zubereitung der Lebensmittel. Schonendes Dünsten, Garen oder Grillen können helfen, Nährstoffe zu erhalten. Verarbeitete Lebensmittel mit künstlichen Zusatzstoffen sollten vermieden werden.

Eine ausgewogene Ernährung ist nicht nur wichtig für die Vorbeugung von Krankheiten, sondern kann auch helfen, bestehende Erkrankungen zu behandeln. Zum Beispiel können bestimmte Ernährungsweisen Migräne reduzieren oder Magen-Darm-Beschwerden lindern. Auch bei chronischen Erkrankungen wie Diabetes oder Rheuma kann eine angepasste Ernährung helfen, die Symptome zu lindern.

In der naturheilkundlichen Therapie können zusätzlich Nahrungsergänzungsmittel eingesetzt werden, um bestimmte Mangelerscheinungen auszugleichen. Hierbei handelt es sich meist um natürliche Produkte wie Vitaminpräparate, Omega-3-Fettsäuren oder Probiotika.

Insgesamt spielt eine ausgewogene Ernährung eine wichtige Rolle bei einer naturheilkundlichen Therapie. Es ist wichtig, auf eine natürliche, unverarbeitete und ausgewogene Ernährung zu achten, um unseren Körper optimal mit Nährstoffen zu versorgen und unser Wohlbefinden zu steigern.

KLASSISCHE HEILMETHODEN AUS DEM AYURVEDA

Das Ayurveda ist eine traditionelle indisches Heilkunst, die sich seit über 5.000 Jahren bewährt hat. Die wörtliche Übersetzung des Ayurveda ist "Wissen vom Leben", daher geht es bei dieser uralten Heilmethode darum, das Leben im Einklang mit der Natur und dem Körper zu leben. Es gibt zahlreiche Heilmethoden aus dem Ayurveda, die in der Naturheilkunde häufig Anwendung finden. Einige der Klassiker sind:

- Abhyanga-Massage: Eine Ölmassage, die die Durchblutung fördert und Giftstoffe aus dem Körper entfernt

- Shirodhara: Eine Ölbehandlung, bei der warmes Öl über die Stirn gegossen wird, um Stress abzubauen und das Nervensystem zu entspannen

- Panchakarma: Eine Reinigungsprozedur, bei der der Körper gereinigt wird, indem Giftstoffe aus dem Körper entfernt werden

- Yoga: Eine klassische Heilmethode aus dem Ayurveda, die Körper und Geist in Einklang bringen soll

Eine wichtige Grundlage des Ayurveda ist die Ernährung und das Verständnis, welche Lebensmittel unser Körper benötigt. Hierbei wird unterschieden zwischen drei Energie-Ebenen: Vata, Pitta und Kapha. Alle Lebensmittel haben eine bestimmte energetische Wirkung auf den Körper, und es geht darum, das Gleichgewicht zwischen den drei Energie-Ebenen in unserem Körper zu erhalten.

Für die Vata-Energie, die für unsere Kreativität, Beweglichkeit und Intuition zuständig ist, sollten warme, nährende Lebensmittel bevorzugt werden, die den Körper beruhigen. Hierzu gehören zum

Beispiel Basmatireis, Äpfel, Karotten, Bananen und Mandeln.

Für Pitta, die Energie-Ebene, die für unsere Verdauung, Persönlichkeit und Wärme zuständig ist, sollten kühlende Lebensmittel konsumiert werden, um Schmerzen und Entzündungen zu lindern. Dazu gehören zum Beispiel Gurken, Auberginen, Avocados, Zitronen und Kokosnüsse.

Kapha ist die Energie-Ebene, die für Ruhe, Stabilität und Ausdauer zuständig ist. Hier sollten leichte, warme und scharfe Lebensmittel bevorzugt werden, die den Körper beleben. Dazu gehören zum Beispiel Ingwer, Brennnesseln, Fenchel, Quinoa und Linsen.

Generell geht es beim Ayurveda darum, ein Gleichgewicht zwischen Körper, Geist und Seele zu schaffen. Hierzu sind auch Atemtechniken und Meditation ein wichtiger Bestandteil. Wer sich für das Ayurveda interessiert, sollte einen erfahrenen Ayurveda-Arzt oder -Therapeuten aufsuchen, der individuelle Empfehlungen geben kann.

BACHBLÜTEN-THERAPIE: DIE BLÜTENESSENZEN-METHODE

Die Bachblüten-Therapie ist eine alternative Medizin, die auf der Verwendung von natürlichen Blütenessenzen basiert. Diese Methode wurde im 20. Jahrhundert vom englischen Arzt Dr. Edward Bach entwickelt und wird heute weltweit eingesetzt. Die Bachblüten-Therapie zielt darauf ab, emotionale Ungleichgewichte und psychologische Probleme auszugleichen, um eine ganzheitliche Gesundheit zu fördern.

Die Bachblüten-Methode basiert auf der Prämisse, dass körperliche Erkrankungen oft auf emotionale Störungen und auf eine Disharmonie zwischen Körper und Geist zurückzuführen sind. Die Blütenessenzen werden aus verschiedenen wilden Pflanzen gewonnen, die in verschiedenen Teilen Englands wachsen. Jede Blütenessenz hat eine spezifische Wirkung auf verschiedene emotionale Zustände und kann eine natürliche Heilung auf der mentalen Ebene fördern.

Die Bachblüten-Therapie kann bei verschiedenen emotionalen Problemen und Leiden eingesetzt werden, wie zum Beispiel bei Angstzuständen, Depressionen, Trauer, Ängsten, Unsicherheit und Stress. Im Allgemeinen sind Bachblüten sehr sanft und haben keine bekannten Nebenwirkungen, können jedoch bei einigen Menschen allergische Reaktionen auslösen.

Die Verwendung von Bachblüten ist sehr einfach. Die einzelnen Blütenessenzen werden mit einem bestimmten emotionalen Zustand in Verbindung gebracht, so dass es leicht ist, die richtige Essenz für ein bestimmtes Problem zu identifizieren. Sie können in flüssiger Form, als Tropfen oder in Form von Globuli eingenommen werden.

Ebenfalls ist es möglich, individuelle Mischungen zu erstellen, die auf die spezifischen Bedürfnisse eines Patienten zugeschnitten sind. Eine sorgfältige Auswahl der Essenzen und eine genaue Diagnose des emotionalen Zustandes sind jedoch notwendig, um die gewünschte Wirkung zu erzielen.

Die Bachblüten-Therapie wird von vielen Therapeuten und Naturheilkundlern weltweit eingesetzt und hat sich als eine natürliche, sanfte und effektive Alternative zur traditionellen Medizin erwiesen. Wenn Sie daran interessiert sind, eine Therapie mit Bachblüten zu probieren, sollten Sie Ihren Arzt oder Therapeuten konsultieren, um sicherzustellen, dass sie für Ihre spezifische Situation geeignet ist.

TRADITIONELLE
CHINESISCHE MEDIZIN

Die traditionelle chinesische Medizin ist eine Heilmethode, die seit Jahrtausenden in China praktiziert wird. Sie beruht auf der Vorstellung von einem Lebensenergiefluss, den sogenannten Meridianen, die durch den Körper verlaufen. Ziel der traditionellen chinesischen Medizin ist es, ein Gleichgewicht im Energiefluss herzustellen und so Krankheiten zu behandeln und vorzubeugen.

Die Diagnose in der traditionellen chinesischen Medizin basiert auf einer genauen Untersuchung des Patienten, inklusive seiner Krankengeschichte, der Symptome und Pulsmessung. Anhand dieser Informationen werden die Ursachen der Beschwerden ermittelt und die passende Therapie ausgewählt.

Eine wichtige Rolle spielen dabei Pflanzenarzneimittel, die aus verschiedenen Heilpflanzen hergestellt werden. Die chinesische Heilkräuterkunde hat eine lange Tradition und es gibt eine Vielzahl von Heilpflanzen, die in der traditionellen chinesischen Medizin eingesetzt werden. Dabei werden meist mehrere Heilpflanzen kombiniert, um eine geeignete Wirkstoffzusammensetzung zu erzielen.

Neben der Pflanzenheilkunde spielt auch die Akupunktur eine wichtige Rolle in der traditionellen chinesischen Medizin. Bei der Akupunktur werden dünne Nadeln an bestimmten Punkten am Körper platziert, um den Energiefluss im Körper wiederherzustellen und somit Beschwerden zu lindern oder zu heilen.

Auch die chinesische Ernährungslehre ist ein wichtiger

Bestandteil der traditionellen chinesischen Medizin. Hier geht es darum, die richtige Nahrungszusammenstellung zu wählen, um das körperliche und emotionale Gleichgewicht zu erhalten oder wiederherzustellen.

Eine weitere Methode der traditionellen chinesischen Medizin ist die Tuina-Massage. Hierbei wird durch bestimmte Handgriffe und Bewegungen auf den Meridianen des Körpers ein Massageeffekt erzielt, der zur Entspannung und einer besseren Durchblutung führen kann.

Die traditionelle chinesische Medizin hat sich in den letzten Jahren auch in der westlichen Welt immer mehr etabliert und wird auch hier als ergänzende Therapie eingesetzt. Eine gute Ausbildung und Erfahrung des chinesischen Mediziners ist jedoch sehr wichtig und sollte vor Inanspruchnahme einer Behandlung beachtet werden.

ENTGIFTUNG DURCH FASTEN UND DETOX

Fasten und Detox sind beides Methoden, mit denen der Körper von Giftstoffen und Schlacken befreit werden kann. Während das Fasten den Fokus auf den Verzicht auf feste Nahrung legt, bezieht sich das Detoxing auf die Entgiftung des Körpers auf eine breitere Art und Weise. Es geht darum, nicht nur das Essen, sondern auch die gesamte Lebensweise so umzustellen und anzupassen, dass der Körper sich selbst reinigen kann.

Der Vorteil dieser Methoden ist, dass sie dazu beitragen können, die allgemeine Gesundheit zu verbessern, indem sie den Körper von Giftstoffen und Schlacken befreien, die sich im Laufe der Zeit angesammelt haben. Auch können sie helfen, das Immunsystem zu stärken, den Stoffwechsel zu verbessern und das Energieniveau zu erhöhen.

Welche Methoden gibt es?

Es gibt verschiedene Arten des Fastens: vom klassischen Wasserfasten über Saftfasten bis hin zum intermittierenden Fasten, bei dem man über bestimmte Zeiträume hinweg nichts isst und dann wieder normal weiterisst. Dabei kann man selbst entscheiden, welche Methode am besten zu einem passt und wie lange man diese durchführen möchte.

Beim Detoxing geht es hauptsächlich darum, den Körper mit bestimmten Nahrungsmitteln und Getränken zu reinigen und Giftstoffe auszuscheiden. Hierzu gehören Kräutertees, grüne Smoothies, Obst und Gemüse, sowie bestimmte Gewürze, wie zum Beispiel Kurkuma oder Ingwer. Auch können spezielle Detox-Kuren durchgeführt werden, bei denen der Körper mit bestimmten Nahrungsergänzungsmitteln unterstützt wird.

Worauf sollte man achten?

Bevor man eine Fasten- oder Detox-Kur beginnt, sollte man sich von einem Arzt oder Therapeuten beraten lassen. Manche Menschen sollten besser auf das Fasten und Detoxing verzichten, wie zum Beispiel Schwangere, Chronisch Kranke oder Menschen mit Diabetes. Auch Kinder sollten nicht fasten.

Bei jeder Art des Fastens oder Detoxing sollte man darauf achten, dass man genügend Wasser zu sich nimmt und auf seinen Körper hört. Wenn man sich nicht gut fühlt, sollte man das Fasten unterbrechen oder abbrechen und einen Arzt aufsuchen.

Fazit

Fasten und Detoxing können dazu beitragen, den Körper von Giftstoffen und Schlacken zu befreien und die allgemeine Gesundheit zu verbessern. Es ist jedoch wichtig, sich vorher von einem Arzt oder Therapeuten beraten zu lassen und auf seinen Körper zu hören, damit man keine gesundheitlichen Schäden verursacht.

FUSSREFLEXZONENMASSAGE: EINE NATÜRLICHE HEILMETHODE

Die Fußreflexzonenmassage ist eine Behandlungsmethode, die auf der Vorstellung beruht, dass der Körper in Zonen auf den Füßen abgebildet ist und dass durch Stimulation dieser Zonen Heilung und Entspannung im Körper erreicht werden können. Diese Massagetechnik findet ihre Wurzeln in der traditionellen chinesischen Medizin und ist heute in vielen Kulturen und Ländern zu finden.

Die Theorie hinter der Fußreflexzonenmassage besagt, dass die Reflexzonen an den Füßen mit Organen und Körperfunktionen verbunden sind. Durch Stimulation der Reflexzonen mit Druck- und Massagebewegungen können diese Organe und Funktionen beeinflusst und reguliert werden. Die Fußreflexzonenmassage ist eine natürliche Methode zur Wiederherstellung des Gleichgewichts des Körpers und zur Linderung von Beschwerden.

Während einer Fußreflexzonenmassage liegt man normalerweise bequem auf einer Massageliege oder einem Stuhl und der Therapeut oder die Therapeutin verwendet Druck und Massagebewegungen auf bestimmten Bereichen des Fußes. Oft werden auch Öle und Aromen verwendet, um das Erlebnis zu intensivieren und eine tiefe Entspannung zu fördern.

Die Vorteile der Fußreflexzonenmassage sind zahlreich. Die Massage kann Stress reduzieren, die Durchblutung verbessern, den Körper entgiften und die Entspannung fördern. Viele Menschen finden, dass Fußreflexzonenmassage auch dazu beitragen kann, Schlafstörungen, Verdauungsprobleme und

Kopfschmerzen zu lindern. Einige Forschungen haben auch gezeigt, dass die Fußreflexzonenmassage bei der Behandlung von Beschwerden wie Asthma, Diabetes und Menstruationsproblemen helfen kann.

Die Fußreflexzonenmassage ist eine risikoarme Behandlungsmethode und eignet sich für Menschen jeden Alters und jeder Gesundheitsstufe. Menschen mit bestimmten Erkrankungen sollten jedoch vorsichtig sein und sich zuerst mit einem Arzt oder einer medizinischen Fachkraft beraten, bevor sie eine Fußreflexzonenmassage erhalten.

Insgesamt ist die Fußreflexzonenmassage eine wirksame Methode zur Entspannung und zum Stressabbau, die eine Vielzahl von gesundheitlichen Vorteilen bietet. Wenn Sie Interesse haben, eine Fußreflexzonenmassage zu erhalten, suchen Sie einen erfahrenen Therapeuten oder eine erfahrene Therapeutin auf, um das optimale Massageerlebnis zu genießen.

REIKI: ENERGIEARBEIT FÜR MEHR WOHLBEFINDEN

Reiki ist eine Technik der Energiearbeit, die auf der Übertragung von universeller Lebensenergie basiert und zur Behandlung von körperlichen, geistigen und emotionalen Problemen angewendet wird. Der Gründer dieser Wohlfühl-Technik ist der Japaner Mikao Usui, der sie im frühen 20. Jahrhundert in Japan entwickelte.

Das Wort Reiki setzt sich aus zwei japanischen Zeichen zusammen: Rei bedeutet "universelle" oder "göttliche" Kraft und Ki, synonym mit dem Begriff Chi oder Prana, steht für die Lebensenergie eines jeden Lebewesens.

Das Prinzip von Reiki ist einfach: Der Behandler legt seine Hände auf den Körper des Klienten und überträgt durch Handauflegen Energie auf bestimmte Stellen des Körpers. Dadurch werden Blockaden im Energiefluss gelöst, der natürliche Heilungsprozess kommt in Gang, und der Körper ist besser in der Lage, sich selbst zu heilen.

Reiki steht im Einklang mit anderen Energie- und Naturheilmethoden wie Akupunktur, Akupressur und Yoga. Im Gegensatz zu diesen Verfahren müssen Sie sich als Empfänger allerdings nicht bewegen, ausziehen oder sich körperlich anstrengen.

Reiki kann in jeder Lebensphase angewendet werden und ist völlig ungefährlich. Es ersetzt keine medizinische Behandlung, kann aber zur Unterstützung beitragen. Reiki eignet sich insbesondere bei Schlafstörungen, Angstzuständen, Stress, Depressionen, Schmerzen und Migräne, die nicht auf körperliche Ursachen zurückzuführen sind.

Reiki wird in drei Graden gelehrt, die Eigenschaften und Techniken ausführlicher vermitteln. Der erste Grad dient jedoch als Basis für die Anwendung der Methode. Bei den Kurseinheiten lernen die Teilnehmer die Bedeutung von Reiki, die Geschichte von Reiki, sowie die verbesserte Fähigkeit, Energie auf andere durch Handauflegen zu übertragen. Der zweite Grad vertieft das Verständnis des Einsatzes von Symbolen und Techniken der Übertragung von Energie auf Distanz, während der dritte Grad dazu dient, den Schüler in der Methode zu einem Meister auszubilden.

Reiki wird bereits weltweit in vielen Krankenhäusern und Reha-Einrichtungen angewandt. Es handelt sich um eine einfache, elegante und effektive Methode der Energiearbeit, die jedem zugänglich ist und sich hervorragend mit anderen Techniken und Therapien kombinieren lässt.

NATÜRLICHE SCHMERZTHERAPIE: AKUPRESSUR UND TENS

Schmerzen können das Leben stark beeinträchtigen und beeinflussen die körperliche und psychische Gesundheit eines jeden Menschen. Oft werden Schmerzen mit Schmerzmitteln behandelt, die jedoch häufig unerwünschte Nebenwirkungen aufweisen können. Aus diesem Grund entscheiden sich viele Menschen für alternative Methoden der Schmerzbehandlung, wie zum Beispiel Akupressur und TENS.

Akupressur ist eine in der traditionellen chinesischen Medizin (TCM) verwendete Technik, bei der bestimmte Punkte im Körper stimuliert werden, um Schmerzen zu lindern. Die Akupunkturpunkte auf dem Körper, auch Meridiane genannt, stehen mit bestimmten Organen und Körperfunktionen in Verbindung und können durch Druck oder Massage beeinflusst werden. Die Anwendung von Akupressur ist sehr einfach und kann von jedem ohne Kenntnisse der TCM durchgeführt werden.

TENS steht für Transkutane elektrische Nervenstimulation und ist eine Methode der Schmerztherapie, bei der elektrische Impulse auf die betroffene Körperstelle oder den Schmerzbereich gesendet werden. Diese Impulse stimulieren die Nerven und können die Schmerzsignale an das Gehirn blockieren. TENS ist eine nicht-invasive Methode zur Schmerzbehandlung und kann bei verschiedenen Schmerzarten wie Muskel-, Gelenk- und Schmerzen nach Operationen eingesetzt werden.

Beide Methoden haben sich als wirksam erwiesen, um akute und chronische Schmerzen zu lindern. Sie haben jedoch einige Unterschiede, die bei der Wahl der richtigen Therapie berücksichtigt werden sollten. Akupressur ist natürlicher und erfordert keine Geräte oder Elektroden, sondern nur die Finger des Anwenders, während TENS ein medizinisches Gerät erfordert und von einem Fachmann empfohlen und eingesetzt werden sollte.

Es gibt verschiedene Anwendungen dieser Methoden. Zum Beispiel kann Akupressur bei Kopfschmerzen, Rückenschmerzen oder Menstruationsbeschwerden angewendet werden. TENS wird häufig bei Arthritis, Fibromyalgie und Rückenschmerzen eingesetzt.

Egal für welche Methode der Schmerztherapie man sich entscheidet, es ist wichtig, diese nur unter Anleitung eines erfahrenen Therapeuten oder Arztes anzuwenden. Die Therapie sollte je nach Art der Schmerzen und individueller Gesundheitsgeschichte individuell angepasst werden.

Schlussendlich sind Akupressur und TENS eine gute Alternative zu Schmerzmedikamenten und können bei richtiger Anwendung eine wirksame Schmerzbehandlung darstellen. Es gibt jedoch keine Garantie für eine vollständige Schmerzlinderung, und in einigen Fällen kann eine Kombination von Therapien notwendig sein, um den Schmerz zu lindern.

TCM-DIAGNOSE: DIE ZUNGEN- UND PULSDIAGNOSE

Die traditionelle chinesische Medizin (TCM) hat einen ganzheitlichen Ansatz und umfasst eine breite Palette an Diagnosemethoden. Ein besonderes Augenmerk wird dabei auf die individuelle Diagnose jedes Patienten gelegt, um eine ganzheitliche Behandlung zu ermöglichen. Ein wichtiger Teil der TCM-Diagnostik ist die Zungen- und Pulsdiagnose.

Die Betrachtung der Zunge ist eine wichtige Methode zur Beurteilung des Zustands des Körpers innerlich und äußerlich. In der TCM wird die Zunge nicht nur auf ihre Farbe, Form und Beschaffenheit untersucht, sondern auch auf Zungenbelag und Feuchtigkeit. Es gibt eine Vielzahl von unterschiedlichen Zungenbildern, die auf den Zustand des Körpers hinweisen können. So kann ein Belag auf der Zunge auf ein Ungleichgewicht oder eine Überbelastung des Verdauungssystems hinweisen, während eine rote, trockene Zunge auf eine Schwäche des Yin hinweist.

Auch die Pulsdiagnose hat in der TCM einen hohen Stellenwert. Hierbei werden sechs Hauptpulse untersucht, die jeweils einen bestimmten Bereich des Körpers widerspiegeln. Die Pulsdiagnose gibt Aufschluss über den Zustand der Organe und des Blutflusses. Durch die Untersuchung von Geschwindigkeit, Regelmäßigkeit und Stärke des Pulsschlags können Rückschlüsse auf einen Mangel oder ein Übermaß an Energie gezogen werden.

Die Zungen- und Pulsdiagnose kann bei vielen Beschwerden angewendet werden und ist ein wichtiger Teil der TCM-Therapie. Denn nur durch eine umfassende Diagnose können die passenden Behandlungsansätze gefunden werden. In der Regel geht es dabei um die Wiederherstellung des Energieflusses und die Stärkung des Wohlbefindens.

In der TCM werden häufig Kräuter, Nahrungsergänzungsmittel, Akupunktur, Massage oder Moxibustion (Erwärmung der Akupunkturpunkte) zur Unterstützung der Behandlung eingesetzt. Auch Ernährung und Bewegung spielen eine wichtige Rolle in der TCM-Therapie.

Allerdings sollte die TCM immer in Absprache mit einem erfahrenen Therapeuten angewendet werden. Selbst die Zungen- und Pulsdiagnose bedarf einer gewissen Erfahrung und eine falsche Deutung kann zu falschen Behandlungsansätzen führen. Nur so kann eine individuelle und erfolgreiche Behandlung gewährleistet werden.

NATURHEILKUNDE BEI HAUTPROBLEMEN

Die Haut ist das größte Organ des Körpers und hat eine wichtige Schutzfunktion. Sie schützt den Körper vor Verletzungen, Sonnenstrahlung, Krankheitserregern und Austrocknung. Wenn die Haut jedoch Probleme hat und irritiert oder verletzt ist, kann dies zu unangenehmen Symptomen und Schmerzen führen. Glücklicherweise gibt es viele natürliche Heilmittel und Therapien, die bei Hautproblemen helfen können.

Eine der effektivsten natürlichen Behandlungsmöglichkeiten für Hautprobleme ist die Anwendung von Heilpflanzen. Viele Heilpflanzen haben entzündungshemmende, antibakterielle und antiseptische Eigenschaften, die bei der Linderung von Hautproblemen helfen können. Zu den Heilpflanzen, die besonders gut bei Hautproblemen helfen können, gehören Aloe Vera, Kamille, Ringelblume und Teebaumöl.

Aloe Vera ist eine Pflanze, die eine beruhigende und heilende Wirkung auf die Haut hat. Sie hilft bei der Reduzierung von Entzündungen und Rötungen sowie bei der Regenerierung der Haut. Aloe Vera kann in Form von Gel oder Creme aufgetragen werden und eignet sich besonders gut zur Behandlung von Sonnenbrand, Hautausschlägen und leichten Verbrennungen.

Kamille ist eine weitere Pflanze, die bei der Behandlung von Hautproblemen hilfreich sein kann. Kamillenblüten haben beruhigende und heilende Eigenschaften, die bei der Linderung von Entzündungen und Hautirritationen helfen können. Kamillentee kann als Antiseptikum verwendet werden, um Infektionen zu verhindern oder zu behandeln, während Kamillenextrakt oder -öl direkt auf die Haut aufgetragen werden kann, um Rötungen und Juckreiz zu reduzieren.

Ringelblume ist eine weitere Pflanze, die bei der Behandlung von Hautproblemen hilfreich sein kann. Die entzündungshemmenden und antibakteriellen Eigenschaften dieser Pflanze lindern Entzündungen und Rötungen und beschleunigen die Heilung von Wunden und Verbrennungen. Ringelblumenextrakt oder -öl kann direkt auf die Haut aufgetragen werden, um Hautirritationen zu lindern und die Heilung zu fördern.

Teebaumöl ist ein weiteres Heilmittel, das bei der Behandlung von Hautproblemen helfen kann. Teebaumöl hat starke antibakterielle und antiseptische Eigenschaften, die Infektionen bekämpfen und die Genesung beschleunigen können. Teebaumöl kann direkt auf die Haut aufgetragen werden, aber sollte immer mit einem Trägeröl verdünnt werden, da es sonst zu Hautreizungen führen kann.

Neben der Verwendung von Heilpflanzen gibt es noch weitere natürliche Heilmittel, die bei der Behandlung von Hautproblemen helfen können. Eine gesunde Ernährung, die reich an Vitaminen und Mineralstoffen ist, kann die Gesundheit der Haut verbessern und die Heilung unterstützen. Eine ausreichende Flüssigkeitszufuhr ist ebenfalls wichtig, um den Körper hydratisiert zu halten und das Auftreten von Hautproblemen zu reduzieren.

Zusammenfassend lässt sich sagen, dass die Naturheilkunde viele effektive Möglichkeiten bietet, um Hautprobleme zu behandeln und zu lindern. Heilpflanzen, eine gesunde Ernährung und ausreichende Flüssigkeitszufuhr können im Kampf gegen Hautprobleme sehr hilfreich sein. Bei schweren oder anhaltenden Problemen sollte jedoch immer ein Arzt konsultiert werden, um eine angemessene Behandlung zu erhalten.

KRÄUTER- UND GEWÜRZMISCHUNGEN FÜR DIE GESUNDHEIT

Kräuter- und Gewürzmischungen werden schon seit Jahrhunderten in vielen Kulturen als natürliche Heilmittel eingesetzt. Sie können sowohl als Tees, als auch als Gewürzmischungen in der Küche verwendet werden und tragen somit zur Gesundheit bei. In diesem Kapitel werden einige der bekanntesten Mischungen vorgestellt.

1. Goldene Milch

Goldene Milch ist eine ayurvedische Kräutermischung, die aus Kurkuma, Ingwer, Zimt, schwarzem Pfeffer und Milch besteht. Die Mischung hat entzündungshemmende, antioxidative und immunstärkende Eigenschaften und ist bekannt für ihre Fähigkeit, Erkältungen zu bekämpfen und die Verdauung zu fördern.

2. Chai-Tee

Chai-Tee ist eine klassische Teemischung aus schwarzem Tee, Ingwer, Zimt, Kardamom, Gewürznelken und Milch. Die Mischung hat eine Reihe von gesundheitlichen Vorteilen, wie die Verbesserung der Verdauung, die Stärkung des Immunsystems und die Senkung des Cholesterinspiegels.

3. Garam Masala

Garam Masala ist eine indische Gewürzmischung, die aus Kreuzkümmel, Koriander, Kardamom, Zimt, Nelken, Pfeffer und Muskatnuss besteht. Die Mischung wird oft in Currygerichten verwendet und hat antimikrobielle Eigenschaften sowie antioxidative Fähigkeiten.

4. Za'atar

Za'atar ist eine Gewürzmischung aus dem Nahen Osten, die aus Thymian, Sumach, Sesam und Salz besteht. Die Mischung kann als Gewürz auf Brot, Fleisch oder Gemüse gestreut werden oder auch als Tee getrunken werden. Die Mischung hat antivirale und antioxidative Eigenschaften sowie eine positive Auswirkung auf die Verdauung.

5. Herbes de Provence

Herbes de Provence ist eine französische Kräutermischung, die aus Thymian, Rosmarin, Oregano, Majoran, Basilikum, Fenchel und Lavendel besteht. Die Mischung hat antiseptische, entzündungshemmende und antioxidative Eigenschaften. Sie kann als Gewürz für viele Gerichte verwendet werden und ist besonders gut für die Verdauung.

6. Ras el Hanout

Ras el Hanout ist eine marokkanische Gewürzmischung, die aus mehr als 20 verschiedenen Gewürzen und Kräutern besteht, darunter Kardamom, Zimt, Kreuzkümmel und Kurkuma. Die Mischung hat eine entzündungshemmende Wirkung und ist auch für ihre positiven Auswirkungen auf das Herz-Kreislauf-System bekannt.

Kräuter- und Gewürzmischungen sind eine einfache und schmackhafte Möglichkeit, die Gesundheit zu fördern. Versuchen Sie, einige der oben genannten Mischungen in Ihre Ernährung zu integrieren, um von ihren zahlreichen Vorteilen zu profitieren.

NATURHEILKUNDE FÜR KINDER: SANFTE MEDIZIN FÜR DIE KLEINEN

Kinder können schneller krank werden als Erwachsene. Ihr Immunsystem ist noch nicht vollständig entwickelt und daher anfälliger für Krankheiten. Die Naturheilkunde kann jedoch eine sanfte und natürliche Alternative sein, um Kindern zu helfen, ihre Gesundheit zu erhalten oder wiederzuerlangen, ohne dass Nebenwirkungen auftreten.

Eine der wichtigsten Naturheilmittel für Kinder ist Ernährung. Eine ausgewogene Ernährung, die reich an Nährstoffen, Vitaminen und Mineralstoffen ist, kann das Immunsystem stärken und helfen, Krankheiten zu vermeiden. Bestimmte Lebensmittel können auch bei der Heilung von Krankheiten helfen, zum Beispiel Zimt und Honig, die bei Halsschmerzen und Husten helfen können, oder Ingwer, der bei der Linderung von Übelkeit und Erbrechen hilft.

Homöopathie ist eine weitere beliebte Naturheilmethode für Kinder, insbesondere bei akuten und chronischen Beschwerden. Homöopathische Mittel werden aus natürlichen Ursprungssubstanzen hergestellt und bieten eine sanfte und effektive Möglichkeit, unterschiedliche Beschwerden wie Fieber, Husten, Halsschmerzen, Bauchschmerzen oder Verstopfung zu behandeln.

Aromatherapie ist auch eine weitere Methode, um Kindern bei der Gesundheit zu helfen. Bestimmte ätherische Öle wie Eukalyptus und Teebaumöl können helfen, Atemwegserkrankungen wie Husten und Grippe zu lindern. Andere Öle wie Lavendel oder

Kamille haben beruhigende und entspannende Wirkungen und können helfen, Schlafstörungen bei Kindern zu vermeiden.

Auch Akupunktur kann bei Kindern angewendet werden, um verschiedene Beschwerden wie Asthma, Allergien und Hyperaktivität zu behandeln. Es ist eine sichere und schmerzfreie Methode, die bei Kindern aufgrund ihrer Nadelgröße als besonders schonend empfunden wird.

Kräuter- und Gewürzmischungen können auch zur Behandlung oder Vorbeugung von Krankheiten bei Kindern verwendet werden. Eine Mischung aus Zimt, Ingwer und Kurkuma kann das Immunsystem stärken, während eine Mischung aus Fenchel und Anis bei Bauchschmerzen hilfreich sein kann.

Die Naturheilkunde für Kinder kann jedoch nicht jede Krankheit heilen. Es ist wichtig, bei schweren oder anhaltenden Symptomen einen Kinderarzt aufzusuchen. Es ist auch wichtig, dass Eltern bei der Anwendung von Naturheilmitteln für ihre Kinder Vorsicht walten lassen und immer die Dosis- und Anwendungsempfehlungen auf dem Etikett befolgen oder einen Fachmann konsultieren.

Insgesamt bietet die Naturheilkunde für Kinder eine sanfte und natürliche Alternative zur Schulmedizin und kann dazu beitragen, ein gesundes und glückliches Leben für sie zu fördern.